AF373775

CONSEILS D'HYGIÈNE

ET

DE THÉRAPEUTIQUE

AUX MALADES ATTEINTS DE

TUMEURS CANCÉREUSES

PAR

LE Dr J. CABARET

PRIX : 50 CENT.

PARIS

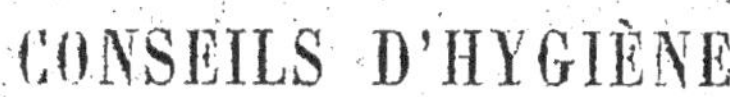

EN VENTE CHEZ L'AUTEUR

89, RUE DU CHERCHE-MIDI, 89

Et chez les principaux Libraires

—

1866

CONSEILS D'HYGIÈNE

ET

DE THÉRAPEUTIQUE

AUX MALADES ATTEINTS DE

TUMEURS CANCÉREUSES

Plus nos recherches se multiplient, plus le champ de notre observation s'agrandit, et plus ferme devient notre opinion touchant la curabilité du cancer en général. Nous l'avons déjà démontré dans une publication précédente, et personne ne saurait le contester : la tumeur ainsi désignée n'est point une affection unique, toujours identique à elle-même et toujours fatale ; rien, au contraire, n'est plus sujet à différer que sa structure, sa forme, sa consistance, sa marche, que l'ensemble, en un mot, de ses manifestations. Rien, de même, n'est plus variable que son pronostic, et l'infinité de nuances que comporte cet élément de son histoire est régie par un grand nombre de circonstances dont la plupart ne sauraient échapper à notre action.

En supposant même que cette maladie procédât d'une cause unique, qu'elle fût fixe dans son essence comme une espèce vivante, son énergie désorganisatrice serait encore en raison inverse des résistances individuelles, et surtout de l'opiniàtreté et de l'habileté de la lutte qu'elle aurait à soutenir contre les moyens de l'art. En effet, et c'est une loi fondamentale, l'âge, le sexe, le tempérament, les habitudes morbides ou physiologiques propres à chaque organisation, modifient profondément les maladies les plus semblables, et leur imposent une évolution et une issue éminemment distinctes. De deux fièvres intermittentes contractées à la même heure et dans les mêmes conditions, l'une pourra être pernicieuse et foudroyante, tandis que l'autre ne constituera peut-être qu'une indisposition passagère. Dans un foyer d'épidémie cholérique ou pestilentielle, qu'observe-t-on? De la somme des habitants soumis aux mêmes influences cosmiques, les uns périssent promptement, d'autres sont atteints légèrement ou jouissent d'une immunité complète.

Si donc, dans l'hypothèse inadmissible de l'unité de sa nature, l'ingratitude ou la faveur du milieu animé où elle naît et se développe, suffisent pour imprimer des degrés de gravité si divers, à quelles différences encore plus tranchées devra-t-on s'attendre si l'on tient compte des différences radicales qu'elle présente dans l'ensemble de ses phénomènes extérieurs? Celles-ci sont telles que, jusqu'à notre époque, le squirrhe, l'encéphaloïde, la tumeur épithéliale, le colloïde, etc., avaient toujours été considérés comme des espèces distinctes, et qu'une exagération systématique a pu seule les confondre en un seul et même groupe.

En ne tenant compte que des caractères extérieurs et appréciables à la vue, au toucher, etc., qui songerait jamais à l'étroite parenté que l'on cherche à établir entre le squirrhe et l'encéphaloïde? Le premier est dur, difficile à écraser, crie sous le scalpel à la manière des cartilages ; il est presque sec, bleuâtre, et présente à l'œil nu une trame fibreuse distincte, sans disposition régulière ou fixe ; il est presque exclusivement le triste privilége de l'âge mûr et de la vieillesse ; il a ses tissus de prédilection, marche avec une lenteur extrême, et présente une longue période d'indolence et de franche bénignité.

L'encéphaloïde, au contraire, est blanc, mou ou liquide, richement vascularisé, et semble n'avoir d'autre parenchyme que le tissu cellulaire de la région ; il attaque indistinctement tous les âges et tous les tissus ; son évolution est rapide et s'accompagne de douleurs internes et caractéristiques. Le colloïde, la tumeur fibroplastique, l'épithélioma, présentent des caractères aussi tranchés. Où est donc le lien qui unit entre elles ces lésions si disparates ?

Si de l'étude pour ainsi dire physique de ces accidents, on descend à leur examen histologique, que d'assertions contradictoires, d'incertitudes et d'obscurité ! La cellule dite cancereuse est-elle caractéristique ? Est-elle pleine, est-elle creuse ? Est-elle cause, résultat ou simple coïncidence ? Sa présence ou son absence influent-elles sur la repullulation ou la reproduction de la tumeur sur d'autres points, ou, pour employer le langage plus prétentieux que profond de quelques histologistes, la cellule se développe-t-elle fatalement dans le *temps* et dans l'*espace* ? Autant de questions, autant de problèmes qui attendent leur solution.

Toutes ces difficultés théoriques et purement abstraites sont encore loin de résumer toute l'obscurité qui enveloppe ce point capital de la science ; car il faut encore tenir compte des difficultés inhérentes aux mé-

thodes actuelles d'observation et d'expérimentation.
Étant donnée une tumeur, et plusieurs observateurs, ce
serait une bien rare fortune, si le résultat de leurs in-
vestigations ne donnait lieu à autant d'appréciations
qu'il y a eu d'examens. Il faut avoir été témoin, dans
les amphithéâtres ou dans les sociétés savantes, des di-
vergences d'opinion qui se manifestent sur la nature
d'un tissu, pour comprendre quel vague et quelle incer-
titude planent encore sur cette partie de la science. Si
donc le problème est si ardu, même quand le tissu est
sous les yeux des chirurgiens, qui peut en apprécier
l'aspect et la structure ; qui peut le diviser, l'écraser,
le soumettre à l'analyse chimique, à l'examen micros-
copique, etc. ; quelle foi ajouter au diagnostic et au pronostic qu'il se croit obligé de formuler, alors que la
tumeur est soustraite à la vue et noyée au milieu des
organes qui la dérobent à toute investigation précise ?

Où donc est la caractéristique du cancer ? Où donc
la pierre de touche de cette redoutable maladie ? Un des
chirurgiens de notre époque, un de ces esprits éminents
que tourmente autant la soif de certitude et de logique
que le spectacle navrant de la souffrance, déclare, non
sans quelque amertume, l'avoir successivement et vai-
nement demandée à l'observation clinique, à l'étude
anatomique, à l'analyse chimique, à l'examen micros-
copique, à tous les moyens, en un mot, dont dispose la
science.

C'est pourtant sur cette ignorance avérée, sur ces
équivoques, ces assertions aventurées, ces négations et
ces contradictions, que l'on édifie l'histoire du cancer,
et que, décrétant son incurabilité, on sème journellement l'épouvante dans les familles, on réduit les ma-

lades au désespoir, en même temps que l'on condamne la science à l'immobilité, en proclamant d'avance nulles toutes les recherches sur ce point. Étrange aberration contre laquelle nous ne nous lasserons point de protester avec toute l'énergie de nos convictions, non certes pour nous donner le stérile plaisir de démontrer la vanité de la science et l'inanité des raisonnements de nos adversaires, mais parce qu'elle constitue un mal social qui nous afflige.

Qui ne voit, en effet, du premier coup d'œil, les conséquences forcées de ce principe désespérant? L'homme de l'art, imbu de cette doctrine en présence du cancer, n'attend plus rien que de la providence; convaincu de son impuissance, il laisse le mal miner sourdement l'économie et prendre des proportions locales qui le rendent inopérable. Heureux encore s'il sait se renfermer dans cette inaction absolue, et s'il n'ajoute pas à la lésion existante tous les désastres d'une médication inopportune. Le plus souvent c'est à ce dernier parti qu'il s'arrête; car si, fidèle à la parole des maîtres, il ne croit pas à la curabilité du cancer, par une inexplicable défaillance logique, il a foi à l'iode, à la grande ciguë, à la phellandrie aquatique, à l'arsenic, etc. Le monde est plein de ces contrastes : il est des individus qui font parade de leur incrédulité à l'endroit de la divinité du Christ, ou même de l'existence de Dieu, ou de l'immortalité de l'âme, mais qui en revanche croient fermement aux tables tournantes, aux esprits frappeurs et à toutes les superstitions en vogue. D'autres fois, c'est pour tranquilliser l'esprit du malade, prolonger son illusion, l'endormir pour ainsi dire dans son agonie, qu'ils se livrent à ces pratiques réputées inoffensives.

Il n'en est rien cependant : les applications d'iodure de potassium ou d'iodure de plomb, de teinture d'iode, les topiques de ciguë ou d'arsenic, et leurs analogues, constituent un véritable danger. Il est facile de s'en rendre compte. Toutes ces applications, sans action directe sur la lésion primitive, sont plus ou moins âcres et entretiennent sur les téguments une irritation permanente, une véritable inflammation chronique ou sub-aiguë. Or, examinons quel doit être le résultat de ce travail artificiel, en ne consultant que les données les plus certaines de la physiologie pathologique. D'une part, cette stimulation appelle sur le point qui en est le siége une congestion sanguine marquée, en vertu du vieil aphorisme, *Ubi stimulus, ibi fluxus;* et cette congestion sanguine imprime à la tumeur, par l'afflux incessant des matériaux qui l'alimentent, un surcroît d'activité qui se traduit par la rapidité de son développement et de son évolution.

D'une autre part, la constance et la durée de cette irritation provoquent sûrement un épanchement de lymphe plastique, qui peu à peu s'infiltre dans les tissus sains, les indure et les confond en une seule masse. C'est un phénomène analogue à celui qui se passe sous l'influence de toutes les causes qui créent une inflammation chronique du tissu cellulaire, et sous l'action de laquelle naissent les indurations, les callosités que l'on rencontre autour des ulcères, des varices, des hernies, etc. Or, cet épanchement plastique, en détruisant les limites des tissus sains et celles des tissus malades, crée une voie nouvelle aux éléments cancéreux, et facilite leur diffusion irrégulière dans tous les organes voisins. C'est en grande partie à cette cause qu'est due

l'adhérence hâtive de la tumeur à sa base et à sa péri-
phérié, ainsi que le défaut de délimitation précise qu'elle
présente presque toujours. Les anciens, avec leur admi-
rable sagacité, avaient parfaitement compris le sens de
ce travail pathologique dans les cancers superficiels, et
marqué suffisamment le résultat de leur expérience par
l'expression significative de *noli me tangere,* qu'ils don-
naient à ces sortes de tumeurs.

Ces considérations, qui s'appliquent aux tumeurs
d'une région quelconque, acquièrent une importance
singulière et bien plus marquée dans les affections de
l'utérus. Cette circonstance tient essentiellement à la
fluxion sanguine normale dont il est périodiquement
le siége pendant la menstruation. Cette congestion est,
en effet, telle que les dimensions et le poids de l'organe
sont notablement augmentés, et peuvent en imposer
pour un état pathologique. Cette confusion est surtout
facile chez les personnes atteintes de dysménorrhée, et
elle est d'autant plus regrettable, qu'ici la déviation pathologique, énergiquement favorisée par une thérapeutique malheureuse, aboutit promptement à la formation
de néoplasmes et à la genèse des cellules cancéreuses.

Je pourrais citer un grand nombre de malades dont
la tumeur ou l'ulcère n'ont pas eu d'autre origine.
Voici, en effet, comment se passent presque toujours
les choses. Sous l'influence d'un trouble menstruel, le
col se congestionne, l'utérus devient dur, douloureux;
il est le siége d'une hypersécrétion entraînant peu à peu
une exfoliation ou une exulcération superficielle. La
malade, mûe par un sentiment regrettable de fausse
pudeur ou de crainte, laisse cet état local s'aggraver

insensiblement. Elle se décide enfin à consulter. Le praticien touche et explore au spéculum ; en présence de cet ulcère et de cet écoulement fétide, loin d'examiner l'état général et de remonter à l'origine de la lésion, de tenir compte en un mot des fonctions de l'organe et de l'étroite sympathie qui les lie au jeu de l'organisme tout entier, il pratique une cautérisation légère, qui ne fait qu'agrandir l'ulcère. Méconnaissant ensuite la nature d'une lésion qui est son œuvre, il passe à des caustiques plus puissants, et finalement occasionne des ravages irrémédiables.

Aussi ne saurions-nous trop engager les femmes à recourir le plus promptement possible aux soins d'un homme éclairé, aussitôt qu'il se manifeste chez elles des symptômes de cet ordre.

Voilà l'effet habituel des remèdes que l'on emploie pendant la période que nous appellerions volontiers bénigne, parce que c'est la seule qui présente des chances de guérison, ou du moins d'amélioration marquée, durable, équivalant cliniquement à une cure radicale.

Du reste, l'opinion que nous soutenons n'est pas nouvelle ; elle compte de nombreux défenseurs parmi les plus savants et les plus illustres.

Breschet et Ferrus professent comme nous que si le cancer passe pour incurable, c'est que l'on a donné ce nom à cette période particulière de la maladie qui ne présente plus de ressources, soit par l'effet naturel de la maladie, soit par suite de l'emploi des moyens intempestifs ou mal appropriés qui *ont ruiné les efforts salutaires de la nature.*

Récamier annonce que sur cent malades atteints de

cancer, seize seulement lui ont semblé incurables; tous les autres ont été radicalement débarrassés, ou ont éprouvé une amélioration notable.

Tanchou, qui s'est livré sur ce sujet à une longue et très-minutieuse enquête, a relevé l'histoire de quatre-vingt-neuf cancers guéris par divers chirurgiens, et il affirme qu'il aurait pu grossir ce catalogue, mais que ce chiffre lui suffit pour *fixer l'attention et faire revenir les médecins à des opinions plus rationnelles et plus consolantes.*

Nous-même en avons rapporté un grand nombre d'exemples, et depuis cette époque, grâce à la bienveillance d'un grand nombre de nos confrères de France et de l'étranger, grâce aussi à la confiance publique qui ne nous a pas fait défaut, nous sommes en mesure d'ajouter à cette liste un grand nombre d'unités. Nous ferons connaître ces nouveaux faits de guérison dans la troisième édition de notre ouvrage que nous préparons en ce moment.

La réponse expérimentale est donc faite à cette grande question; et sans avoir la prétention de résoudre les immenses difficultés que soulève la solution théorique du problème, nous croyons avoir suffisamment indiqué la voie qui doit conduire à ce résultat.

Il ne sera pas inutile de reproduire ici cette partie de notre travail.

Que trouve-t-on, en effet, au fond de cette maladie?

1° Une genèse spontanée d'éléments nouveaux, qui naissent, croissent, se reproduisent et meurent, mais qui, après une certaine durée, amènent une infection générale;

2º Une cause insaissisable, mystérieuse, qui préside à leur apparition et à leur évolution.

Or, répugne-t-il à la raison et à l'induction scientifique d'espérer l'extinction radicale de ce parasitisme d'une nouvelle espèce? Au contraire, l'expérience nous a démontré que la nature seule peut, dans certaines circonstances, opérer elle-même ce résultat.

On a vu la gangrène s'emparer de la masse cancéreuse et l'éliminer en totalité. D'une autre part, le microscope nous a appris que ces parasites singuliers, que les cellules cancéreuses sont sujettes à certaines altérations, à de véritables maladies, comme tous les êtres organisés.

M. Bennett, d'Édimbourg, a remarqué, et un grand nombre d'observateurs après lui ont constaté ces sortes de dégradations de l'élément cancéreux. Le savant professeur que nous venons de citer a constaté qu'il n'est pas rare de trouver des cellules ayant subi l'altération graisseuse, pigmentaire et granuleuse; il a même pu assister à leur rupture et à leur dissolution.

Si par ses seules forces la nature peut anéantir l'élément cancéreux, n'est-il pas logique d'espérer que les ressources de l'art devront aider puissamment à cette tendance providentielle des forces de la vie? N'est-il pas permis d'espérer que l'on trouvera le parasiticide spécial de ces organes inférieurs?

L'expérience, d'ailleurs, avait précédé l'induction : Mouro et un grand nombre de chirurgiens ont remarqué que certaines substances ne réagissent que sur l'élément cancéreux. (Dr Cabaret, *Du cancer et de sa curabilité sans opération.*)

Aux considérations qui précèdent, nous pouvons ajouter qu'il existe dans la science des faits positifs qui ont une étroite analogie avec ceux dont nous faisons entrevoir la possibilité.

Tous ceux qui se sont occupés, même superficiellement, d'histologie, connaissent le rapport que présentent les globules du sang, les globules cancéreux, les globules purulents, etc.

Ce sont des organes de même ordre, différant seulement par l'aspect, les dimensions, le milieu et la fonction. Or, un savant que toute l'Europe nous envie, a fait pour les cellules du sang ce que nous affirmons être possible pour les cellules cancéreuses. Il a trouvé leur *parasiticide spécial*, il est parvenu à les *empoisonner*.

Voici comment s'exprime l'illustre professeur du Collége de France :

« Les globules du sang sont de véritables cellules organisées et vivantes, des cellules sanguines, des éléments histologiques en suspension dans le sang... Ce qui prouve péremptoirement que les globules du sang sont des parties vivantes, des organismes élémentaires et non pas seulement des produits organiques, c'est qu'ils s'empoisonnent. En effet, on ne peut empoisonner que ce qui vit, puisque l'empoisonnement consiste dans la destruction de la vie. On pourra bien modifier la composition et, par suite, les propriétés des produits organiques ; mais on ne les empoisonnera jamais, car il n'est pas possible de détruire en eux une vie qui n'existe pas.

» Or, les globules du sang subissent un véritable empoisonnement sous l'action de certains gaz, l'oxyde de carbone notamment...

» Les globules du sang présentent la constitution générale des cellules organiques ; ils sont formés d'une
enveloppe contenant un liquide particulier, au milieu
duquel se trouve un noyau chez certains animaux...
Leur empoisonnement par l'oxyde de carbone a été ex-
pliqué chimiquement, comme leur rôle dans la respi-
ration. M. Hoppe Seyler a constaté, en effet, que l'hé-
matocristalline (un de leurs éléments chimiques) forme,
avec l'oxyde de carbone, une combinaison définie, stable,
qu'il est parvenu à isoler. L'oxyde de carbone trans-
forme en quelque sorte les globules du sang en corps
minéraux inertes, et l'on comprend très-bien dès lors
qu'ils deviennent incapables de remplir leurs fonctions
ordinaires... Les propriétés physiologiques de ces globules sont dues à des propriétés chimiques particulières
d'une substance définie. C'est à une conclusion de ce
genre qu'il faut toujours tendre dans l'étude des divers
éléments histologiques. » (*Revue des cours scientifiques*,
2 décembre 1865.)

C'est, en effet, à ce but que doivent tendre les efforts
de la thérapeutique chirurgicale : agir chimiquement,
spécialement sur l'élément néoplastique, et repousser
l'action des caustiques ordinaires qui, agissant indistinctement sur tous les tissus, produisent d'épouvantables
traumatismes tout en manquant le but.

C'est à cet ordre d'idées que nous faisions allusion
dans les lignes suivantes : « Ces considérations trans-
cendantes de chimie chirurgicale ne sont pas nouvelles,
et nous n'avons pas l'intention d'en revendiquer la prio-
rité ; mais si nous n'en sommes ni l'inventeur, ni le
promoteur, nous n'hésitons pas à nous en déclarer le
partisan ardent et convaincu. » (Dr Cabaret, *op. cit.*)

Le cancer est donc une affection susceptible de guérison, et tout ce que l'on a dit sur son incurabilité ne s'applique qu'à cette période de la maladie que le défaut de soins ou une thérapeutique irrationnelle ou insuffisante ont rendue inaccessible aux moyens de l'art.

La conclusion de tout ce qui précède est évidente. En présence d'une tumeur commençante du sein, de l'utérus ou d'ailleurs, quels que soient son aspect, sa forme, sa consistance et souvent même le diagnostic déjà porté, au lieu de s'abandonner à l'expectation qui, dans ce cas, n'est qu'une inertie stupide, ou de recourir à des agents reconnus inutiles ou dangereux par une longue expérience, on doit mettre en œuvre une médication prompte, énergique et rationnelle. Le point capital gît surtout dans la célérité, car les chances de guérison sont toujours en raison inverse de l'ancienneté de la tumeur.

Notre expérience nous a appris que, dès l'origine, la plupart de ces affections dites cancéreuses sont susceptibles de résolution.

Si cette heureuse terminaison ne peut être obtenue, doit-on recourir à l'opération? Grave question qui n'est pas bien résolue dans l'esprit même des chirurgiens qui la pratiquent journellement.

Si l'on veut s'édifier sur ses résultats, on n'a qu'à consulter les statistiques : Alexandre Mouro, Scarpa, Mayo, Bénédict, Mac-Farlane, etc., ont établi par ce procédé, pour ainsi dire mathématique, combien ce moyen est désastreux. Le raisonnement conduit aux mêmes conséquences d'une manière aussi évidente et aussi sûre. Ce redoutable moyen, *ultima ratio* de la plupart des chirurgiens, laisse entrevoir à sa suite un cortége d'accidents dont l'énumération seule effraye l'imagination : l'hémorrhagie, l'érysipèle, le tétanos, l'entrée de l'air dans les veines, la syncope, l'infection purulente, l'infection putride, etc., accidents presque tous fatalement mortels : voilà pour la gravité immédiate. Voyons maintenant jusqu'où peuvent s'étendre ses prouesses! L'instrument retranche, en effet, les parties les plus évidemment malades; mais peut-il aller à la recherche des éléments cancéreux isolés, disséminés dans les tissus encore sains en apparence et où ils sont entièrement noyés et dissimulés? Et cependant le succès est à ce prix; si l'instrument a laissé seulement une cellule cancéreuse, la récidive est fatale, et c'est gratuitement que l'on a imposé au malade les dangers et les douleurs de l'opération.

L'impuissance du bistouri dans ce cas est tellement patente, que l'on ne peut s'empêcher d'éprouver un étonnement profond devant l'emploi si fréquent d'une ressource aussi grave et aussi problématique.

Les mêmes objections s'adressent à l'usage des caustiques, qui, dans l'état actuel des choses, ne sont pour l'homme de l'art que le succédané de l'instrument tranchant.

Ce n'est point en mutilant une tumeur, en l'écrasant, ou en essayant de l'extirper ou de la mortifier par l'emploi du fer ou des caustiques que l'on arrive à la guérir : c'est en l'attaquant sur place d'abord par l'application de topiques, de réactifs, pour ainsi dire ayant une affinité chimique spéciale, élective, sur le tissu nouveau, fouillant jusque dans la profondeur des éléments sains de l'organisme, et allant à sa recherche par l'administration de substances analogues qui le poursuivent jusque dans le torrent circulatoire, et l'y anéantissent en germe.

Encore un mot, avant de finir. Une curiosité jalouse, et peut-être aussi la malveillance, nous ont reproché de faire un mystère de nos remèdes, et de tenir volontairement la lumière sous le boisseau, dans un but de spéculation. Erreur! nous n'avons aucun arcane, nos remèdes sont préparés ostensiblement, ils sont entre les mains des malades et des médecins qui nous ont confié leurs clients. Si nous n'avons pas encore livré officiellement à la publicité les moyens dont nous usons, c'est que leur mise en œuvre est difficile; elle constitue toute une méthode dont l'exposition est longue et laborieuse, et que nos occupations journalières nous ont empêché de terminer.

FIN.

Paris. — Typographie de J. Best, rue Saint-Maur-Saint-Germain, 15.

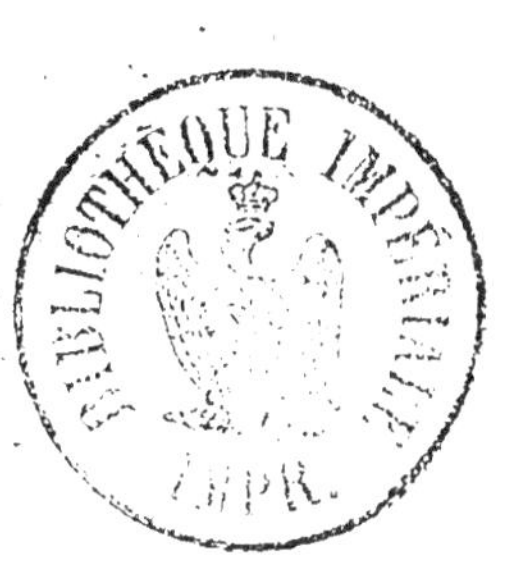